MINISTÈRE DE LA GUERRE.

# INSTRUCTION

## DU 19 FÉVRIER 1879,

SUR LES

# SECOURS A DONNER

## AUX NOYÉS ET AUX ASPHYXIÉS.

(Extrait du *Journal militaire officiel*, partie réglementaire,
1er semestre 1879, n° 15.)

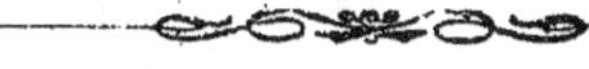

PARIS,

IMPRIMERIE J. DUMAINE,

RUE CHRISTINE, 2.

—

1879

# INSTRUCTION

## DU 19 FÉVRIER 1879,

SUR LES

# SECOURS A DONNER

## AUX NOYÉS ET AUX ASPHYXIÉS.

Le Ministre de la guerre à MM. les Gouverneurs militaires de Paris et de Lyon; les Généraux commandant les corps d'armée; le Général commandant la division d'Alger, chargé provisoirement de l'expédition des affaires militaires en Algérie; les Généraux de division et de brigade; les Chefs de corps de toutes armes; les Intendants et les Sous-Intendants militaires. (*Etat-major général; Bureau de la Correspondance générale.*)

Paris, le 19 février 1879.

(*Au sujet des soins à donner aux noyés et aux asphyxiés.*)

Messieurs, depuis la promulgation de l'instruction rédigée en avril 1844 (note ministérielle du 12 de ce mois, insérée au *Journal militaire*, tome IV, page 239) relative aux soins à donner aux asphyxiés dans les corps de troupe, la science ayant pu faire découvrir de nouveaux moyens de combattre l'asphyxie, j'ai jugé qu'il était utile d'inviter le Conseil de santé à préparer une nouvelle édition de cette instruction.

De plus, le *Manuel de gymnastique*, approuvé le 26 juillet 1877, portant qu'un placard indiquant les premiers secours à donner aux noyés sera affiché dans les écoles de natation fréquentées par l'armée, j'ai fait rédiger ce placard dans une forme qui permette aux personnes étrangères au service médical de donner immédiatement, et avant l'arrivée du médecin qu'il faudra toujours, si le cas est grave, faire chercher, des secours utiles aux noyés.

Ces deux documents seront insérés au *Journal militaire*, et vous seront, en outre, adressés en nombre suffisant pour que l'on puisse en distribuer aux corps de troupe, qui auront à en faire déposer des exemplaires dans les sacs ou sacoches d'ambulance, et que le placard soit affiché dans tous les établissements de bain fréquentés par la troupe, à l'endroit le plus apparent.

Un autre exemplaire de ce dernier document devra être, en outre, remis au maître de l'établissement, qui restera chargé de sa garde et devra le représenter à toute demande du commandant du détachement envoyé à la baignade.

Je vous prie de donner les ordres nécessaires pour que les moniteurs de natation et les soldats porte-sacs d'ambulance dans les corps de troupe, ainsi que les infirmiers de visite dans les hôpitaux, soient exercés fréquemment, sous la direction de médecins désignés à cet effet, à la pratique des divers procédés décrits dans l'instruction rédigée par le Conseil de santé et à l'administration des secours à donner aux asphyxiés et aux noyés.

Recevez, etc.

*Le Ministre de la guerre,*

Signé : H. Gresley.

---

*Instruction générale et méthodique, rédigée par le Conseil de santé des armées, sur les secours à donner aux asphyxiés, quelles que soient les causes de l'asphyxie.*

Paris, le 19 février 1879.

Le *Manuel de gymnastique*, approuvé par le Ministre de la guerre, le 26 juillet 1877, prescrit l'affichage dans les écoles de natation d'un placard indiquant les secours à donner aux noyés (*Écoles de natation*, article 2, § 8).

Le Ministre a, en conséquence, chargé le Conseil de santé de rédiger ce placard dans une forme qui permette à un personnel étranger au service médical de donner utilement des secours aux noyés. Il a, de plus, invité le Conseil à préparer une nouvelle édition de l'instruction du 13 avril 1844 sur les secours à donner aux asphyxiés.

Les infirmeries régimentaires ont été pourvues, par décision ministérielle du 13 avril 1844, d'un rouleau de secours pour les asphyxiés, contenant un peignoir et un bonnet en molleton, un morceau de serge servant de frottoir et deux gants en crin noir.

Ces ressources, ajoutées à celles que fournissent les instruments contenus dans la trousse d'ordonnance, dans les sacs et sacoches d'ambulance, et les médicaments qui se trouvent dans ces derniers, ou ceux dont les médecins des corps sont autorisés à se pourvoir, permettent de remplir toutes les indications posées dans cette instruction.

Il est très-important que, dans chaque école de natation quelques moniteurs, dans chaque hôpital des infirmiers de visite, et dans les corps de troupe les soldats porte-sacs d'ambulance à défaut d'autres auxiliaires du service de santé, soient exercés à l'avance à l'administration des secours, à la pratique des divers procédés de respiration artificielle, des frictions, etc. Le succès dépend de la rapidité des secours et de la façon dont ils sont administrés.

NOTA. — Un exemplaire de la présente instruction restera déposé dans chaque sac ou sacoche d'ambulance, et la présence en sera constatée par l'inscription sur l'inventaire de tous les objets contenus dans ces appareils et qui devra y rester attaché.

## DE L'ASPHYXIE EN GÉNÉRAL.

L'asphyxie, qui peut être occasionnée par des causes fort diverses, ne constitue souvent qu'un état de mort apparente, dû à l'arrêt des actes respiratoires.

Quelle que soit la cause qui mette obstacle à l'accès dans les poumons de l'air en quantité et en qualité suffisantes, de quelque façon que se succèdent ou se subordonnent les troubles fonctionnels, on peut dire que l'asphyxie en est le résultat le plus grave et le dernier terme.

En restant au point de vue exclusivement pratique, on s'accorde assez généralement à rattacher à l'asphyxie les accidents qui reconnaissent pour cause l'introduction de gaz toxiques et dans lesquels on pourrait voir plutôt des empoisonnements, certains effets produits par la chaleur, le froid, l'action de la foudre ; la syncope même, qui peut être le symptôme initial, aboutit à l'asphyxie. La meilleure raison de ces rapprochements, c'est que, si les symptômes ont plus d'un trait commun, le traitement des divers genres d'asphyxie présente des analogies encore plus nombreuses.

La putréfraction du cadavre peut seule démontrer que la mort est réelle. On doit donc s'empresser de porter secours avec persévérance aux personnes asphyxiées, puisque des faits nombreux ont prouvé qu'après un séjour de plusieurs heures sous l'eau, ou après avoir été exposé longtemps à l'action des gaz méphitiques, on pouvait être rappelé à la vie.

L'absence de tout battement du cœur ou des artères, la couleur violette du visage, le refroidissement du corps, et la raideur des membres n'étant pas toujours des signes de mort, il faudra, pendant longtemps et sans se décourager, porter secours avec ordre et activité aux asphyxiés, dont quelques-uns ont pu être rappelés à la vie après neuf heures de tentatives.

La température du local dans lequel on porte secours aux asphyxiés ne doit pas s'élever au-dessus de 17° centigrades, et l'air doit en être aussi pur que possible et largement renouvelé.

## ASPHYXIÉS PAR SUBMERSION.

Intimement persuadé que tous les médecins militaires connaissent parfaitement les phénomènes de l'asphyxie produite par la submersion, et ses résultats, le Conseil de santé se bornera à de très-courtes réflexions.

L'asphyxie par submersion est caractérisée par la suspension des actes mécaniques et chimiques de la respiration, par la cessation des battements du cœur et l'arrêt du sang dans les vaisseaux, par l'anéantissement successif de toute innervation ; comme traitement, on doit, en conséquence, s'attacher à ramener dans les poumons l'air nécessaire à l'oxygénation du sang, à rétablir la circulation périphérique et centrale, à réveiller l'innervation en s'adressant à l'irritabilité des tissus qui persiste toujours assez longtemps.

Il est bien avéré que l'eau pénètre en certaine quantité dan les poumons des noyés ; si l'on n'est pas d'accord sur le mode et sur le moment de cette pénétration, le fait lui-même est reconnu ; la présence du liquide ou de l'écume bronchique explique les difficultés qu'on éprouve à rappeler les noyés à la vie ; chez d'autres asphyxiés, une première inspiration est presque toujours le signal du succès, tandis qu'un noyé exécute souvent quelques inspirations, puis reste inerte et peut succomber, si l'on ne continue pas les soins avec persévérance. C'est chez les noyés qu'il convient d'insister, en même temps que sur la respiration artificielle, sur les frictions, le massage, le réchauffement, moyens qui, en ranimant la circulation, favoriseront aussi l'absorption pulmonaire.

La vieille et populaire coutume de suspension des noyés par les pieds, pour leur faire rendre l'eau, est condamnée.

Bien qu'on ait des exemples de personnes qui ont été rappelées à la vie après une ou plusieurs heures de submersion, particulièrement dans les saisons froides, on ne peut généralement pas compter sur ce succès au delà de vingt-cinq à cinquante minutes. Dans tous les cas, au sortir de l'eau, le corps des submergés est froid et livide ; le pourtour des yeux et les ongles des pieds et des mains sont bleuâtres, les membres roides ; le ventre est plus ou moins distendu par des gaz qui se développent rapidement dans l'estomac et les intestins ; mais ces phénomènes, il est important

de le répéter, ne caractérisent pas la mort du sujet ; le médecin
ne doit donc pas perdre toute espérance, car, pour prononcer
d'une manière positive sur cet état de mort, il faut des signes de
putréfaction commençante ; tels sont le ballonnement excessif du
bas-ventre empreint d'une coloration verdâtre, l'exfoliation de
l'épiderme ; la flétrissure et le trouble des cornées transparentes ;
la teinte noire des extrémités et des parties déclives, bientôt enfin
l'apparition de l'odeur cadavérique.

Il faut s'assurer d'abord si ces signes de mort ne sont pas déve-
loppés, ou s'il n'existe point sur le corps de l'individu de blessures
qui aient pu occasionner la mort, à l'instant de la submersion, car
alors toute espèce de secours serait inutile.

Dans le cas contraire, il faut s'empresser de remplir, avec toute
l'activité possible, les indications diverses que nous avons déjà
posées, par les moyens suivants :

Dès qu'un noyé est retiré de l'eau, il faut :

1º Le coucher sur le côté droit, incliner légèrement la tête en
la soutenant par le front, écarter les mâchoires pour faciliter la
sortie de l'eau par la bouche et le nez ; placer dans ce but, à plusieurs reprises, pendant quelques secondes, la tête un peu plus
bas que le corps ; en même temps faire exécuter par des aides des
mouvements rhythmés de respiration.

Ces premiers soins sur place ne doivent occuper que quelques
instants ; il faut le plus rapidement possible :

2º Transporter le noyé au poste de secours, le débarrasser de
ses vêtements, l'essuyer, l'envelopper avec le peignoir de flanelle,
le coucher sur un lit peu élevé, la tête relevée, le haut du corps
un peu incliné à droite ;

3º Le médecin s'assure si la langue, portée en arrière, ne doit
pas être attirée et retenue en avant ; si le nez, la bouche, le pha-
rynx ne doivent pas être débarrassés des mucosités qui peuvent
les obstruer et il se servira pour cela de pinceaux de linge, de
charpie, de la petite seringue garnie d'une canule de gomme élas-
tique, introduite par l'une des narines, tandis qu'on ferme l'autre
ainsi que la bouche ;

4º Pendant ce temps, les aides, chargés de pratiquer les frictions
et le réchauffement, se sont mis en action, avec ordre et célérité.

Les manœuvres de respiration artificielle ont été commencées
simultanément.

Les frictions se font avec les gants de crin, les frottoirs de
laine, des linges chauffés, imprégnés d'alcool, de vinaigre rubéfiant, etc., sur toute la surface du corps, sur la plante des pieds,
la paume des mains.

Aux frictions on ajoute le massage des membres en allant des
extrémités vers le tronc, la palétation des masses musculaires,
des pieds, des mains.

On enveloppe les membres de linges, de flanelles chauffées ; on
promène sur tout le corps une bassinoire remplie d'eau chaude,

des fers à repasser; on appose le long du corps et des membres des briques chauffées, des bouteilles d'eau, etc., avec l'attention de ne pas produire de brûlures.

Dans le même ordre d'action, on a recours à l'application de ventouses sèches, de sinapismes, à la flagellation avec des paquets d'orties; le marteau de Mayor, les vésications à l'ammoniaque, quelques pointes de feu sont de puissants et rapides moyens d'excitation; le médecin saura improviser des ressources pour réveiller la sensibilité et avec elle l'innervation, empêcher les stases sanguines et ranimer la circulation.

Il est utile de titiller avec les barbes d'une plume les muqueuses des fosses nasales et du gosier, de passer rapidement sous le nez le flacon d'ammoniaque, d'acide acétique, d'introduire dans la bouche quelques gouttes seulement d'eau-de-vie, de rhum, d'alcool camphrée, etc., d'exercer une stimulation intérieure en administrant des lavements salés, vinaigrés, à la température de la chaleur animale.

On a, avec raison, condamné les lavements et les fumigations de tabac.

La respiration artificielle s'exécute de différentes manières, qui exigent toutes des mains exercées.

Des compressions momentanées, légères et répétées, alternant avec des rémissions d'égale durée, sont faites de 15 à 20 fois par minute, sur les côtés de la poitrine et sur le ventre, de façon à imiter les mouvements alternatifs d'inspiration et d'expiration. Un bandage de corps, dont on serre et relâche alternativement les chefs, peut servir aux compressions abdominales.

Le conseil croit inutile d'entrer dans les détails d'exécution des divers procédés, devenus classiques, et il se borne à rappeler le procédé de Sylvester, d'usage facile et très-répandu; celui de Pacini, qui exige plus de connaissances techniques, mais qui, mis en œuvre convenablement, donne de très-bons résultats; celui de Marshall-Hall, plus compliqué, et d'exécution plus difficile, et qui n'a peut-être pas, pour cette raison même, encore été bien jugé.

On a beaucoup discuté l'opportunité de l'insufflation pulmonaire, de bouche à bouche, nasale, pharyngienne, trachéale; proscrite par les uns comme toujours dangereuse, vantée outre mesure par les autres, ce qu'on peut en dire de plus exact, c'est que, pratiquée avec lenteur et ménagement, elle peut rendre des services.

On a procédé aussi par aspiration, en faisant le vide dans la poitrine à l'aide de seringues, d'aspirateurs mécaniques. Enfin, on a eu recours à la faradisation des nerfs phréniques; c'est sans contredit, un puissant moyen de rétablir la respiration diaphragmatique;

5° On ne doit faire avaler aucune boisson au sujet avant que la respiration ne soit entièrement rétablie; on comprend quelles complications fâcheuses déterminerait la pénétration des liquides dans les voies aériennes.

S'il se manifeste des envies de vomir, il convient de favoriser le vomissement par la titillation de la luette.

Quand le malade pourra avaler, on lui fera prendre des boissons aromatiques tièdes, sucrées et acidulées avec le citron, et l'on pourra ensuite passer par degrés à l'usage du bouillon, du vin généreux pris en petite quantité, ou d'un peu de café pur.

6° Le retour à la vie n'a pas besoin d'être décrit longuement. La respiration se fait, d'abord lente, peu profonde, irrégulière ; la chaleur se développe ; les battements du cœur deviennent facilement perceptibles ; la circulation périphérique se prononce et avec elle les lividités disparaissent.

Le malade est alors couché dans un lit bassiné, la tête relevée, l'air circulant largement autour de lui, et le plus ordinairement le sommeil rétablit entièrement le calme et l'équilibre dans toutes les fonctions.

Si la réaction nécessaire semblait entravée par la persistance de quelque stase viscérale, il pourrait être utile de faire des saignées révulsives avec des ventouses posées à la nuque, entre les épaules, autour de la base de la poitrine.

La réaction, d'autre part, peut être trop vive et des congestions actives devenir menaçantes, on ouvrirait alors une veine ; cette pratique est beaucoup plus rare aujourd'hui qu'autrefois.

Les détails dans lesquels nous venons d'entrer sur le traitement rationnel des asphyxiés par submersion nous permettront d'insister moins sur le traitement des autres genres d'asphyxies.

Les règlements sur les baignades et les écoles de natation prescrivent à MM. les chefs militaires toutes les mesures prophylactiques pour éviter les accidents.

### ASPHYXIÉS PAR STRANGULATION OU SUSPENSION.

Les sujets meurent le plus souvent par asphyxie et par congestion cérébrale ; la compression des veines jugulaires détermine la stase du sang veineux et on les trouve la face livide et bouffie, les yeux saillants, la langue dépassant les arcades dentaires, d'où une indication plus spéciale, ouvrir une veine.

On doit :

1° Couper promptement le lien qui entoure le cou, et, s'il y a pendaison, descendre le corps en le soutenant de manière qu'il n'éprouve aucune secousse ; puis, enlever toute pièce de l'habillement qui pourrait gêner la circulation ;

2° Placer le corps sur un lit, une table ou sur de la paille, de façon que la tête, ainsi que la poitrine, soit plus élevée que le reste du corps ;

3° Si le corps est dans une pièce fermée, veiller à ce que la température y soit maintenue à un degré convenable et à ce qu'elle soit bien aérée ;

4° Le médecin jugera s'il faut ou non saigner l'asphyxié. La saignée de la veine jugulaire est, dans ce cas, presque toujours celle qu'il faut préférer ;

5° Si la pendaison ou la strangulation n'a eu lieu que depuis quelques minutes, il suffit quelquefois, pour rappeler à la vie, de faire des affusions d'eau froide sur la face ; d'appliquer sur le front et sur la tête des linges trempés dans l'eau froide ; de faire, en même temps, des frictions sur toute l'habitude du corps ;

6° Dans tous les cas, il est essentiel, dès le commencement, de pratiquer la respiration artificielle.

La faradisation des nerfs phréniques a donné des succès ;

7° Frictionner l'asphyxié avec des flanelles, des brosses, surtout à la plante des pieds et dans le creux des mains ;

8° Les lavements stimulants ne sont utiles que lorsque le sujet a commencé à donner des signes non équivoques de vie ;

9° Aussitôt qu'il peut avaler, on lui fait prendre, par petites portions, du thé, du grog, du vin ;

10° Si, lorsqu'il est complétement rappelé à la vie, il éprouve des étourdissements, de la stupeur, les applications d'eau froide sur la tête deviennent utiles ;

11° En général, après son rappel à la vie, il doit être traité avec les mêmes précautions que les autres asphyxiés.

La plupart de ces indications s'appliquent aux cas d'asphyxie par pression dans les foules, les éboulements, etc.

### ASPHYXIÉS PAR LES GAZ MÉPHITIQUES.

Ces gaz sont, ou seulement impropres à la respiration, ou toxiques à des degrés divers : acide carbonique, oxyde de carbone, provenant de la combustion du charbon, de la houille, de la fermentation des liquides alcooliques, des fours à chaux, etc. ; hydrogènes carbonés, gaz d'éclairage, des puits, des mines, etc. ; hydrogène sulfuré, gaz des fosses à vidange, à purin, des égouts, etc.

Dans le traitement de ces asphyxies, auxquelles s'ajoutent toujours les accidents d'un véritable empoisonnement, on comprend que les indications sont multiples. Le plus souvent même, avant de prodiguer ses soins à l'asphyxié, le médecin aura à remplir un autre rôle non moins important, celui d'en diriger le sauvetage. il ne saurait trop se pénétrer des dispositions hygiéniques à prendre pour assainir et pouvoir aborder sans danger le milieu délétère où vient de tomber une première victime, et des précautions individuelles à imposer à des dévouements généreux et imprudents. Nous ne croyons pas devoir insister sur ces mesures d'hygiène spéciale et de préservation.

Les asphyxies par les gaz méphitiques peuvent être traitées ainsi :

1º Sortir promptement le sujet du lieu méphitisé et l'exposer à l'air libre;

2º Le débarrasser de ses vêtements avec autant de célérité que possible;

3º Le placer dans la position assise; l'y maintenir en faisant soutenir sa tête; asperger le corps et principalement le visage avec de l'eau froide. Si le corps porte des souillures produites par l'immersion dans une fosse d'aisances ou un autre milieu analogue, il sera très-utile de faire des lotions chlorurées;

4º Frictionner toute la surface du corps;

5º Provoquer la respiration, en comprimant alternativement la surface de la poitrine, en même temps que le bas-ventre, de bas en haut; faire respirer avec précaution de l'ammoniaque, de l'acide acétique, et si l'empoisonnement a eu lieu par l'hydrogène sulfuré, des vapeurs chlorurées;

6º Si quelques efforts de vomissement ont lieu, titiller l'arrière-bouche avec la barbe d'une plume;

7º Aussitôt que l'asphyxié peut avaler, lui faire boire de l'eau acidulée;

8º Lorsque la vie est rétablie, le coucher dans un lit bassiné, lui faire prendre un lavement savonneux ou vinaigré.

Il appartient alors au médecin d'observer l'état du sujet qui peut présenter des indications particulières selon l'intensité et la persistance des symptômes de l'intoxication. Il peut être utile d'appliquer des ventouses sèches ou scarifiées, des vésicatoires, de pratiquer une saignée, de prescrire un vomitif, des anti-spasmodiques, des toniques, etc., etc.

## ASPHYXIÉS PAR LE FROID.

Cette asphyxie se complique presque toujours de congélation partielle, et le traitement exige en conséquence quelques précautions particulières. Il faut éviter de réchauffer trop vite; il est donc d'une grande importance de ne chercher à rétablir la chaleur que graduellement et lentement. Si le corps d'un asphyxié par le froid était approché du feu, ou si, dès le commencement des secours, on le faisait séjourner dans un lieu même médiocrement chauffé, il en résulterait des accidents généraux graves, des gangrènes partielles des parties gelées. C'est en un mot la chaleur animale qu'il s'agit de rappeler eu stimulant les actes organiques qui la produisent et qui, dans l'état du sujet, ne sauraient rien gagner à l'emprunt de la chaleur artificielle.

Il faut donc ouvrir les portes et les fenêtres de la chambre où l'on se propose de secourir cet asphyxié, afin que la température de cette pièce ne soit pas plus élevée que celle de l'air extérieur.

Il faut, dans tous les cas, employer les moyens suivants:

1º Transporter l'asphyxié, le plus promptement possible, du

lieu où il a été trouvé, dans le poste de secours ; pendant le transport, l'envelopper d'une couverture, de paille ou de foin, en laissant la face libre ; éviter d'imprimer au corps, et principalement aux membres, des mouvements brusques ;

2º Le déshabiller; pratiquer sur tout le corps des frictions avec de la neige ou des linges trempés dans l'eau froide ;

3º Lorsque les membres ont perdu leur roideur et offrent de la souplesse, on fait exécuter des manœuvres de respiration artificielle ;

4º Si, par l'usage de ces moyens, la vie paraît se rétablir, on augmente de trois ou quatre degrés, de dix en dix minutes, la température de l'eau qui sert aux frictions et à l'enveloppement, de manière à avoir de l'eau dégourdie, puis tiède, puis chaude jusqu'à 30º centigrades ;

5º Lorsque la respiration est rétablie et que le corps commence à s'échauffer, on l'essuie avec soin et on le place dans un lit dont la température ne doit pas être plus élevée que celle de l'asphyxié. Il faut aussi avoir l'attention de ne pas faire de feu dans la pièce où est le lit, avant que le corps n'ait recouvré entièrement sa chaleur naturelle ;

6º Quand le malade commence à pouvoir avaler, on lui fait prendre, par cuillerées, une infusion théiforme avec un peu d'eau-de-vie. Cette boisson doit être seulement un peu plus que tiède, afin de ne pas s'exposer à produire sur la muqueuse buccale des ampoules comme celles résultant de la brûlure ;

7º Si la propension à l'engourdissement continuait à se manifester, on ferait boire un peu d'eau légèrement vinaigrée, et on administrerait des lavements savonneux ou salés.

Il est essentiel de faire observer que, de toutes les asphyxies, celle qui est produite par le froid offre, ainsi que cela a été constaté par les peuples du nord, le plus de chances de succès, même après 12 ou 15 heures de mort apparente.

### ASPHYXIÉS PAR LA CHALEUR.

Ces asphyxies ont pour cause : le séjour prolongé dans un lieu à température élevée, serres chaudes, fourneaux de machines, etc.; l'action d'un soleil ardent ; dans cette dernière circonstance, les soldats sont exposés à des complications résultant de la marche à rangs serrés :

1º Si l'asphyxie a eu lieu par l'effet du séjour dans un lieu trop chaud, il faut porter le sujet dans un endroit plus frais, mais pas trop froid ;

2º Le dépouiller de tout vêtement qui pourrait gêner la circulation ; lui maintenir la tête élevée ; essuyer rapidement et à plusieurs reprises la sueur généralement assez abondante ;

3º Faire des affusions froides sur le corps ; tenir des compresses froides sur la tête ; pratiquer des frictions énergiques sur les membres, et faire de la respiration artificielle ;

4° Opérer une révulsion sur les extrémités au moyen de sinapismes ; appliquer des ventouses sèches ou scarifiées à l'épigastre, aux tempes ; administrer des lavements vinaigrés ; ouvrir une veine, si des symptômes de congestion cérébrale ou pulmonaire le commandent ;

5° Quand le malade peut avaler, donner par petites gorgées de l'eau froide acidulée avec du vinaigre ; ne permettre qu'avec réserve le vin ou des liqueurs alcooliques ;

6° Quand l'asphyxie a été déterminée par l'insolation, le traitement est le même, et il est bon d'insister dans ce cas sur les applications froides sur la tête, la glace, etc.

### ASPHYXIÉS PAR LA FOUDRE.

On sait combien sont variables les effets de la foudre et combien la science aurait besoin d'observations précises et complètes pour les décrire tous et les interpréter.

S'il n'y a pas de lésions extérieures, on peut n'avoir à combattre qu'une asphyxie, et il faut :

1° Immédiatement porter l'asphyxié au grand air, s'il n'y est déjà ; le dépouiller vite de ses vêtements ; faire des affusions froides sur tout le corps, des frictions énergiques ; s'efforcer de rétablir la respiration par des manœuvres persistantes ;

2° Si le sujet se ranime, le traiter comme les autres asphyxiés.

# SECOURS AUX NOYÉS.

Dès qu'un noyé est retiré de l'eau, on doit :

I. — Le coucher sur le côté droit, incliner légèrement la tête en la soutenant par le front, écarter les mâchoires pour faciliter la sortie de l'eau par la bouche et le nez. Il peut être utile, dans ce but, de placer à plusieurs reprises, pendant quelques secondes seulement, la tête un peu plus bas que le corps.

II. — Replacer le noyé sur le dos ; deux aides appliquant largement leurs mains à plat, l'un sur les côtés de la poitrine, l'autre sur le ventre, pressent doucement et alternativement sur la poitrine d'un côté à l'autre, sur le ventre de bas en haut, pour imiter les mouvements de la respiration.

Ces premiers soins ne doivent occuper que quelques instants ; il faut ensuite :

III. — Transporter le noyé au poste de secours, qui sera bien aéré ; le déshabiller, l'essuyer et l'envelopper avec la chemise de flanelle ; le coucher sur le lit, la tête relevée, le haut du corps un peu incliné à droite ;

Ouvrir la bouche, en écartant au besoin les mâchoires au moyen d'un levier en bois, d'une cuiller ; avec les doigts ou les barbes d'une plume, débarrasser les narines, la bouche, la gorge, des mucosités qui les obstruent :

Veiller à ce que la langue ne reste pas portée en arrière et la saisir au besoin avec un linge pour la maintenir en avant.

IV. — Le plus rapidement possible provoquer le retour de la respiration, et pour cela : après avoir fait saillir la poitrine un peu en avant au moyen d'un coussin ou des vêtements roulés, un aide maintient les jambes du noyé, un autre se place à sa tête, saisit les bras à la hauteur des coudes, les avant-bras étant reployés sur les bras, les appuie assez fortement sur les parois de la poitrine, les écarte ensuite et les porte rapidement au-dessus de la tête en décrivant un arc de cercle, puis les ramène à leur position première en pressant encore sur les côtés de la poitrine.

Cette manœuvre est répétée environ quinze fois par minute et jusqu'à ce qu'on aperçoive un effort pour respirer.

Il convient, de temps en temps, d'imprimer à la poitrine des secousses brusques avec les mains largement étendues sur les côtés.

---

V. — Simultanément, il est bon que d'autres aides soient occupés à rappeler la circulation et la chaleur, au moyen :

De frictions sur tout le corps, la plante des pieds, la paume des mains, avec les gants de crin, les frottoirs de laine, des linges chauds et imprégnés d'alcool, de vinaigre rubéfiant, etc. ;

De massages des membres en allant des extrémités sur le tronc, de coups secs sur tout le corps ;

D'enveloppement avec des flanelles chaudes ; d'une bassinoire remplie d'eau chaude et rapidement promenée, de fers à repasser, de briques chauffées (en prenant la précaution de ne pas produire de brûlures), de flagellations avec des paquets d'orties.

VI. — Il est utile, surtout si le noyé fait des efforts pour respirer, de passer rapidement sous le nez le flacon d'ammoniaque, d'acide acétique, etc.

S'il a des envies de vomir, on peut chatouiller le fond de la bouche avec une plume pour déterminer le vomissement.

---

VII. — Il ne faut pas donner à boire à un noyé avant qu'il ait repris ses sens et puisse facilement avaler.

On peut toutefois, en vue de le ranimer, introduire dans la bouche quelques gouttes d'eau-de-vie, de rhum, d'alcool camphré, etc.

---

Au médecin seul il appartient d'user d'autres moyens ; on peut cependant, en cas d'insuccès, essayer l'insufflation d'air de bouche à bouche, en serrant le nez du noyé et en soufflant avec lenteur et ménagement.

---

Il est essentiel de ne pas perdre de vue qu'il faut toujours secourir un noyé et insister longtemps.

Si la submersion a duré de 4 à 5 minutes, on réussit presque toujours ; plus rarement, si elle a duré 15 minutes ; on a cité des succès après 30 minutes et plus de submersion.

Il est fort important que, dans chaque école de natation quelques moniteurs, dans chaque fraction de corps les porte-sacs d'ambulance, à défaut d'autres auxiliaires du service de santé, soient d'avance exercés à la pratique des divers procédés de respiration artificielle et d'insufflation pulmonaire, des frictions, des massages, etc. Le succès dépend de la rapidité des secours et de la façon dont ils sont administrés.

Approuvé par le Ministre de la guerre, sur la proposition du Conseil de santé des armées, le 19 février 1879.

COLLATIONNÉ :

*Le Chef du bureau des Archives,*

H. HENNET.

VU :

*Le Chef de service,*

A. DE MAMONY.

CERTIFIÉ conforme :

Paris, le 4 mars 1879.

*Le Directeur général du Contrôle et de la Comptabilité de la guerre.*

E. RENAUDIN.

Paris. — Impr. J. DUMAINE, rue Christine, 2.

PARIS. — IMPRIMERIE J. DUMAINE, RUE CHRISTINE, 2.